DES MOYENS PRATIQUES

DE RAMENER A SES LIMITES NATURELLES

LA MORTALITÉ DU PREMIER AGE

EN FRANCE

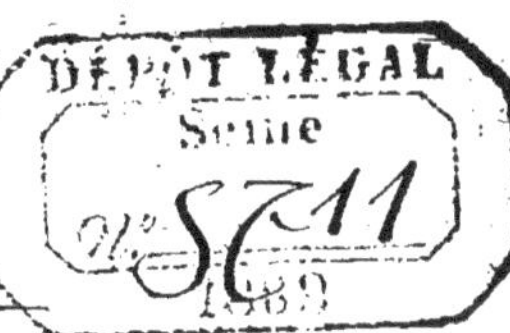

MÉMOIRE ADRESSÉ A M. LE PRÉSIDENT ET A MM. LES MEMBRES
DE LA COMMISSION INSTITUÉE
PAR S. EXC. M. LE MINISTRE DE L'INTÉRIEUR, POUR L'ÉTUDE DE CETTE
QUESTION

Par le docteur Alex. MAYER

FONDATEUR ET SECRÉTAIRE GÉNÉRAL DE LA SOCIÉTÉ PROTECTRICE DE L'ENFANCE

PARIS

IMPRIMERIE DE FÉLIX MALTESTE ET Cie

22, rue des Deux-Portes-Saint-Sauveur, 22

AVRIL 1869

DES MOYENS PRATIQUES DE RAMENER A SES LIMITES NATURELLES LA MORTALITÉ DU PREMIER AGE EN FRANCE.

Mémoire adressé à M. le Président et à MM. les Membres de la Commission instituée par S. Exc. le Ministre de l'Intérieur, pour l'étude de cette question,

Par le dr **Alex. MAYER,**

Fondateur et Secrétaire général de la *Société protectrice de l'Enfance.*

Je ne viens pas ranimer la discussion sur les causes de la mortalité excessive qui sévit en France sur les enfants du premier âge. Les témoignages les plus autorisés ont établi surabondamment qu'il fallait l'attribuer, pour la plus grande part, à l'allaitement mercenaire et aux abus de l'industrie des nourrices. Grâce aux révélations qui se sont produites sur ce sujet, depuis 1864, où, le premier, j'ai ouvert la campagne *actuelle* contre une des hontes de notre civilisation, grâce surtout à l'émotion entretenue, de tous côtés, pour maintenir à l'ordre du jour une question qui touche à de si graves intérêts, on peut espérer que, cette fois, le problème nettement posé, ne restera pas sans solution. Mais, pour cela, il faut de toute nécessité entrer résolûment dans la voie des réformes et ne pas s'en tenir à quelques modifications insignifiantes de l'état de choses actuel. C'est ici le cas de dire : *Qui veut la fin veut les moyens*; et s'il est indispensable de porter une certaine atteinte à la liberté individuelle ou au prétendu droit de la famille, il faut s'y résigner, en considération du but à atteindre.

Pour donner une idée de ce qu'on peut attendre des familles, je vais citer un fait presque incroyable, mais qu'il m'est permis d'affirmer, parce que je suis en mesure d'en fournir la preuve.

Pendant plus de trois ans, la *Société protectrice de l'Enfance*, encore peu connue du public, avait dû solliciter d'un bureau de nourrices la liste mensuelle de tous les enfants placés par ses soins, afin de les faire surveiller par ses médecins-inspecteurs.

Chaque fois qu'un bulletin de renseignements arrivait, une circulaire *affranchie* était adressée à la famille, pour l'inviter à venir en prendre connaissance. Quand les nouvelles étaient particulièrement mauvaises et qu'elles commandaient des mesures d'urgence, la lettre en faisait mention, pour qu'il n'y eût aucune perte de temps. Elle ajoutait, par surcroît de précaution, que pas un centime n'était à débourser. Eh bien! veut-on savoir combien de ces parents répondaient à l'appel? Tout au plus DIX sur CENT !!!

Mais il y en a qui y vont plus franchement, et refusent net la surveillance de la Société, en recommandant aux nourrices de ne point se soumettre aux visites du médecin-inspecteur.

Et voilà le *droit des familles* qu'on voudrait respecter! Je prétends, moi, que c'est un droit de vie et de mort, vestige d'un autre âge, et qu'il faut se hâter de limiter, par une bonne loi, qui fasse pendant à la *loi Grammont.* Je demande pardon du rapprochement, mais je suis convaincu que bien des gens tiennent plus à leur bétail qu'à leur progéniture. Question d'argent!

L'honorable M. de Dalmas était déjà un peu de cet avis, lorsque, sur le même objet, il exposait ses scrupules devant le Corps législatif (séance du 12 avril), et qu'il s'exprimait ainsi :

« Ici, je l'avoue, on s'est toujours trouvé, et je me trouve moi-même, » dans un réel embarras; on est, en effet, placé entre deux extrémités » aussi redoutables l'une que l'autre : ou bien il faut attenter à la puis- » sance paternelle, instituée par nos codes, et la soumettre, dans certains » cas, à l'action dominante de la puissance publique ; il faut substituer » la tutelle de l'État à la volonté du chef de famille, chaque fois que cela » serait reconnu nécessaire; il faut, par conséquent, réglementer ce qui, » par sa nature, semble devoir rester dans le domaine de la liberté la plus » absolue ; ou bien il ne faut rien faire, et laisser le mal se perpétuer et » s'accroître de plus en plus.

» J'avoue que, pour ma part, quelle que soit ma répugnance, et elle » est très-grande, à voir l'État s'ingérer dans la vie privée des citoyens, » les priver de leur initiative et se faire leur tuteur, ce serait peut-être » encore à ce dernier parti que je m'arrêterais. On l'a dit, il y a bien » longtemps, c'est une maxime banale, mais elle est vraie dans les cir- » constances actuelles : aux grands maux, il faut de grands remèdes. » Eh bien! puisque le législateur, en réglementant le travail des enfants » dans les manufactures, leur a accordé une protection nécessaire, puis- » qu'il a entouré de toutes les précautions imaginables les mineurs de » toute espèce, il me semblerait conséquent avec lui-même, en étendant » sa protection aux enfants nouveau-nés, qui en ont si grand besoin. »

(*Journal Officiel* du 13 avril 1869, p. 517.)

Après des paroles si justes et qui ont reçu le plus favorable accueil de l'Assemblée à qui elles s'adressaient, il me semble permis de ne pas insister davantage sur une objection qu'on retrouve sur les lèvres de certains formalistes, toutes les fois qu'il faut sauvegarder un grand intérêt social, au prix de quelque entrave au *laissez faire*, *laissez passer.*

Je vais donc apporter mon tribut au grand travail qui se prépare, en développant ce que m'a appris une expérience déjà longue, acquise au service de la *Société protectrice de l'Enfance*, que j'ai fondée, et qui m'a fourni un vaste champ d'études sur la plupart des questions afférentes à l'éducation du premier âge.

J'entre immédiatement en matière.

Lorsqu'un enfant vient au monde, il est placé dans l'une des conditions suivantes :

Il est nourri par sa mère, ou par une femme étrangère, chez ses parents, qui peuvent, à tout instant du jour, exercer sur lui leur surveillance ;

Ou il est envoyé en nourrice au dehors ;

Ou il est abandonné aux soins de l'Assistance publique.

De ces trois catégories j'élimine la dernière, parce que, placée sous la tutelle d'une administration puissante, par les ressources dont elle dispose, elle ne doit avoir besoin d'aucun concours étranger, et que, pour mon compte, je me garderais bien d'offrir le faible appoint de mes lumières au fonctionnaire éminent placé à la tête de l'Assistance publique.

Ce que je vais dire ne se rapportera donc qu'aux deux premières catégories : des enfants nourris au domicile de leurs parents ; de ceux confiés à des nourrices salariées et élevés chez ces dernières.

Et d'abord, il est certain, — sans qu'il soit besoin d'invoquer pour cela les données de la statistique, — il est certain que la mortalité est moindre sur les enfants allaités par leurs mères que sur les autres. Il serait, par conséquent, désirable que l'allaitement maternel devînt la règle générale, toutes les fois que des raisons de santé n'y font point obstacle, au lieu de devenir de plus en plus l'exception. Mais, ici, la contrainte ne serait pas de mise, et il faut tout attendre de la persuasion et du progrès des mœurs.

L'influence du Corps médical pourrait être très-efficace pour atteindre ce résultat, de même que celle des membres des divers clergés, dont la mission est de lutter contre les tendances déplorables de notre époque, à exiler l'enfant du foyer domestique.

Un ensemble d'institutions, dont j'ai conçu le plan, et que je propose de grouper sous la dénomination de *Ligue de l'allaitement maternel*, aurait pour effet de ramener la mode vers une coutume aussi salutaire à la mère qu'à son rejeton. Mais je ne crois pas que les pouvoirs publics doivent être invoqués en pareil cas, et je me réserve de soumettre mes idées sur cette matière à la *Société protectrice de l'Enfance*, bien mieux placée pour les mettre à exécution, si elle les approuve. Ce n'est donc pas le cas de les énumérer ici.

Je mentionnerai seulement l'utilité des crèches et des salles d'asile, établies et entretenues dans des conditions hygiéniques irréprochables, avec des ouvroirs à proximité, pour les mères, et, au besoin, distribution de secours à ces dernières, en cas de chômage, pour leur permettre d'allaiter leurs enfants.

Cependant, quel que soit le succès réservé à ces tentatives, il y aura toujours des circonstances où la nourrice mercenaire sera indispensable. D'où il suit qu'il faut des bureaux de placement où le public puisse s'adresser, avec la certitude de trouver, en temps utile, la satisfaction de ses besoins, avec toute garantie contre la fraude. Or, on sait que les établissements qui existent aujourd'hui sont loin de remplir les conditions désirables, malgré la réglementation à laquelle ils sont soumis. Je ne parle pas, bien entendu, du Bureau municipal, placé sous la direction de l'Assistance publique. J'ai déjà fait mes réserves à cet égard.

Les reproches qu'on adresse aux *petits bureaux* — ainsi qu'on les appelle — c'est de n'être pas installés convenablement, au point de vue de l'hygiène, et de pratiquer, sur une large échelle, la tromperie vis-à-vis des familles, et souvent aussi des nourrices. Je ne rééditerai pas en détail tout ce qui a été publié sur ce point. Mais comme, malgré toute sa vigilance, l'autorité n'est point parvenue, jusqu'ici, à extirper les abus qui entachent une industrie de première nécessité, il est légitime d'en conclure que la tâche n'est pas facile. Je croirais volontiers qu'elle est impossible. C'est pourquoi il est urgent de réorganiser ce service, et de lui donner le caractère d'une institution philanthropique, éloignée de toute idée de lucre ou de profit particulier. La *Société protectrice de l'Enfance* avait entrepris, l'an dernier, cette création, sous le nom d'*Agence générale des nourrices.* Mais il fallait un capital de cent mille francs, qu'elle avait demandé à des actionnaires; 25,000 fr. seulement furent souscrits, et elle dut momentanément abandonner son projet. Il s'agirait de le reprendre, et, sans toucher à la propriété des petits bureaux, on arriverait promptement à leur suppression, en leur suscitant une concurrence qu'ils ne pourraient soutenir.

Voyons, maintenant, comment cette agence serait établie et quels avantages elle réaliserait.

Des médecins-inspecteurs, nommés dans les principales localités où l'on envoie les enfants de Paris, seraient chargés de choisir les nourrices et de leur délivrer un livret portant, sous la garantie de leur signature, tous les renseignements dits *médicaux*, et, sous la garantie de la signature des maires, les renseignements *administratifs*. La sincérité de ces attestations ne pourrait être suspectée, et les certificats de complaisance deviendraient une bien rare exception, à cause de la connivence qu'ils exigeraient entre le médecin et le magistrat municipal. Ce livret, dont le modèle est annexé ici, aurait, en outre, pour fonction, de témoigner du degré de confiance que mérite la nourrice, par l'inspection de ses états de services antérieurs.

Munie de ce livret, la nourrice vient à Paris pour se placer *sur lieux*, comme pour y chercher un nourrisson et l'emporter chez elle. Le *meneur* serait ainsi supprimé, avec tous les inconvénients qui se rattachent aujourd'hui à ce funeste intermédiaire, et dont il sera question plus loin.

Pour obtenir un livret, la nourrice devra prouver que son enfant est âgé d'au moins sept mois, et qu'il peut être sevré sans danger pour sa vie.

Si elle veut s'engager à Paris, *sur lieux*, elle laissera son enfant chez elle. Si, au contraire, elle va chercher un nourrisson, elle emportera son enfant et le ramènera elle-même. De retour à son domicile, elle sera tenue de faire la déclaration de l'enfant qui lui a été confié, au maire de sa commune, qui l'inscrira sur uu registre *ad hoc*. Il lui sera enjoint, de même, de faire constater par le maire le retrait par la famille, ou le décès, qui devra être vérifié par le médecin-inspecteur, avant l'inhumation.

Le nourrisson sera visité, au moins une fois par mois, par le médecin-inspecteur, qui enverra, de même, mensuellement, à l'Agence, un bulletin de renseignements, résultat de sa visite.

Les parents seront invités à prendre connaissance de ces bulletins, au bureau de l'Agence, où ils leur seront communiqués, sans aucuns frais.

Avis sera donné par l'Agence, au médecin et au maire, de chaque enfant placé dans la circonscription du premier et dans la commune du second.

Avec ce système, les *faiseuses d'anges* seraient bien empêchées, et l'*ogresse* de Montauban aurait été vite arrêtée dans sa carrière criminelle. Un enfant ne pourrait plus disparaître sans laisser de traces, et les nourrices, autrefois livrées à elles-mêmes, seraient constamment surveillées et ramenées à leurs devoirs, si elles s'en écartaient.

Dans l'état présent des choses, les familles les moins aisées peuvent trouver une nourrice et laisser à sa charge l'enfant dont elles veulent se débarrasser. Il suffit qu'elles aient le moyen de payer d'avance les gages du premier mois et les honoraires du bureau. Il résulte de cette facilité que, très-souvent, de pauvres paysannes qui comptaient se procurer quelque ressource, pour alléger leur misère, en prenant un nourrisson, sont trompées dans leur calcul et attendent en vain, pendant longtemps, que les parents veuillent bien remplir leurs engagements. Puis, perdant patience et voyant leur gêne s'accroître, elles sollicitent, comme une grâce, qu'on vienne reprendre l'enfant, faisant abandon de ce qui leur est dû. Quelquefois elles sont obligées de le rapporter elles-mêmes et à leurs frais. Je puis affirmer que ces faits ne sont pas rares, et s'il m'était possible de dire ici tout ce que je sais sur ce sujet, on s'étonnerait que de pareilles injustices pussent se commettre dans un pays comme le nôtre. Il y a donc là une cause de mortalité anormale, pour les malheureux petits êtres ainsi abandonnés ; car on ne saurait exiger une bien grande tendresse de la part d'une nourrice qui ne reçoit aucune rémunération de ses peines et qui, pour élever un enfant étranger, est obligée de priver les siens du nécessaire. Je ne parle pas des cas où la mère ne peut être retrouvée, — ce qui arrive très-fréquemment quand c'est une fille, — et où la nourrice est forcée de porter elle-même son nourrisson dans un hospice d'enfants trouvés, lorsque déjà elle avait eu le temps de s'attacher à lui. Au dommage matériel s'ajoutent alors les déchirements d'une séparation cruelle, devant laquelle il en est beaucoup qui reculent.

Je voudrais, pour couper court à de pareils abus, que les parents fussent tenus de fournir des garanties effectives du payement régulier des gages consentis vis-à-vis des nourrices, et que celles-ci eussent pour cautions les bureaux ou les agences de placement. Je ne m'occupe pas de la réglementation qu'il faudrait établir pour cela ; j'en laisse le soin à de plus compétents; mais dût-on restreindre, en ce point, la liberté des transactions, je crois qu'il ne faudrait pas hésiter à le faire, en présence d'une situation intolérable. Il est trop clair qu'une femme de la campagne, d'une intelligence habituellement bornée, est incapable de sauvegarder par elle-même ses droits, et de se renseigner, dans une ville comme Paris, sur la solvabilité des gens avec lesquels elle va s'engager. Il faut un tuteur à son inexpérience, et c'est l'administration qui doit lui en tenir lieu.

Et qu'on veuille bien le remarquer : quand je suppose la nourrice mise en présence de la famille de son nourrisson, je raisonne comme si déjà le meneur était aboli, ainsi que je le propose. Mais il n'en est pas ainsi actuellement, où le plus souvent les enfants arrivent aux mains des nourrices par l'entremise de cet agent, chargé de les répartir dans sa contrée, au mieux de ses propres intérêts. Donc, elles n'ont même pas la ressource de prendre des informations, et elles sont obligées de s'en rapporter au hasard, sur les éventualités, bonnes ou mauvaises, qui les attendent. Une telle situation est tout simplement immorale et il est temps d'y porter remède.

Il est vrai que beaucoup de personnes ne trouveraient plus le moyen de mettre leurs enfants en nourrice, si de sérieuses précautions étaient prises pour empêcher la tromperie. Mais qui oserait s'en plaindre ? N'est-il pas juste que la mère remplisse ses devoirs naturels vis-à-vis de ses enfants, quand elle n'est pas assez riche pour les déléguer à une étrangère, à prix d'argent, comme un service volontairement consenti ? Il en résulterait, d'ailleurs, que l'allaitement maternel serait pratiqué sur une plus grande échelle, ce que l'on doit rechercher avant tout. Par conséquent, cette mesure satisferait en même temps la justice et augmenterait les chances de vie pour les nourrissons.

Mais il ne suffit pas que les gages soient acquittés régulièrement, le salut de l'enfant exige davantage : il faut que la nourrice trouve son intérêt à le rendre à sa famille bien portant, au moment du sevrage, autrement il est permis de craindre pour ses jours. Il serait donc désirable qu'une fraction quelconque du salaire convenu fût retenue chaque mois et accumulée, pour être payée seulement à la fin du nourrissage, sur la déclaration du médecin-inspecteur, inscrite sur le livret de la nourrice, et constatant que l'état de l'enfant est satisfaisant.

On voit d'ici le surcroît de soins que cette seule mesure vaudrait au nourrisson.

Ce système, combiné avec les récompenses réservées aux actes de dévouement, par la *Société protectrice de l'Enfance*, et qui représentent des sommes relativement importantes, doit forcément exercer une influence considérable sur la moralisation de l'industrie nourricière, ce qui revient à dire, sur la diminution de la mortalité de la première enfance.

Quelques mots maintenant sur la mise à exécution de ce plan, que je n'ai fait qu'ébaucher, me réservant de le développer en temps opportun.

Et, d'abord, à qui peut être utilement confié ce service ? est-ce à l'État, est-ce à la ville de Paris, ou bien à l'Assistance publique?

Ni l'État ni la Ville ne me paraissent désignés pour cette tâche, et, à l'appui de mon sentiment, je puis citer ce passage d'une lettre que m'a fait l'honneur de m'adresser, en 1867, S. Exc. M. de La Valette, alors ministre de l'Intérieur :

« Dans une matière aussi délicate, une grande réserve s'impose à » l'Administration. A côté d'intérêts dignes, assurément, de toute sol- » licitude, il y a le droit des familles, droit auquel on ne pourrait porter » atteinte sans détruire, du même coup, leur responsabilité.

» *L'intervention directe de l'autorité administrative rencontrerait donc* » *de sérieux obstacles* ; *mais il n'en serait pas de même des associations* » *particulières*, *et c'est ici surtout que s'exerceraient utilement leur* » *action et leur influence.* »

M. le ministre faisait allusion à la *Société protectrice de l'Enfance*, à laquelle il venait d'accorder une subvention de 1,000 fr., pour l'encourager à suivre sa voie.

L'Assistance publique, si elle devait ajouter, à son service des enfants assistés, la surveillance des nourrissons en général, serait tout aussi impuissante. J'en atteste l'insuccès de ses efforts, pour attirer la clientèle des familles à son bureau de nourrices, qui s'est toujours vu préférer les petits bureaux, malgré les avantages de toute sorte qu'offrait à la confiance publique l'établissement municipal.

Le secret de cette anomalie est tout entier dans ce fait, — dans ce préjugé si l'on veut, — qu'il répugne à la population aisée de rien demander, *même en payant*, à une institution de bienfaisance, qui semble réservée exclusivement à la classe indigente. C'est là un sentiment humain avec lequel il faut compter.

Restent donc les Sociétés philanthropiques, dues à l'initiative privée, qui, seules, n'ont à subir la pression d'aucune exigence, quand elles dispensent gratuitement, pour tous, leurs bons offices, et, en tête de ces Œuvres diverses, se présente, à cause de sa spécialité même, la *Société protectrice de l'Enfance.*

Cette Société, qui est arrivée à sa cinquième année d'existence, a un service d'inspection médicale qui fonctionne, très-régulièrement, dans 27 départements où la capitale exporte ses nouveau-nés. Le personnel de ce service se compose de 274 médecins, qui remplissent leurs fonctions gratuitement, par pur amour de l'humanité. Jusqu'ici, à part des éloges décernés publiquement à leur zèle, ces dévoués praticiens n'ont reçu que des médailles d'honneur, offertes aux plus méritants d'entre eux, et s'en sont montrés satisfaits. Mais il est une limite à tous les sacrifices et il serait temps de rémunérer effectivement des fonctions si pénibles et si utiles à la fois. Avec cette organisation toute faite et l'adjonction de l'Agence des nourrices, telle que je l'ai indiquée, les réformes nécessaires recevraient leur application immédiate et complète. Il ne s'agirait que de mettre à la disposition de la Société les ressources qui lui font défaut et dont je pourrais fixer approximativement le chiffre ; chiffre bien minime, si l'on considère le mal auquel il faut remédier absolument, et le plus vite possible.

Et ce que ferait la *Société protectrice de l'Enfance* pour les nourrissons de Paris, les Sociétés du même genre, qui existent déjà dans les départements, le feraient de leur côté ; et bientôt, ces institutions se multipliant partout où il en serait besoin, on verrait se produire une diminution rapide dans la mortalité de ces pauvres petits êtres, qui succombent martyrs de la plus coupable imprévoyance.

MODÈLE DU LIVRET

SOCIÉTÉ PROTECTRICE DE L'ENFANCE

FONDÉE EN 1865

RECONNUE COMME ÉTABLISSEMENT D'UTILITÉ PUBLIQUE

Par Décret impérial du 15 mars 1869

LIVRET DE NOURRICE

TITULAIRE :

Madame

née

Domiciliée à

département d

OBSERVATION IMPORTANTE

Indépendamment de ce Livret, la Nourrice doit se munir des deux certificats exigés par la Préfecture de police : l'un du Maire de sa commune, et l'autre du Médecin-Inspecteur de la Société. (Article 1er de l'ordonnance du 20 juin 1842.)

Il est expressément défendu aux Nourrices d'arracher un feuillet, ou de biffer une mention quelconque de ce livret.

Les Nourrices sont invitées à faire inscrire leurs nourrissons à la mairie de leur commune, et en cas de décès, à le déclarer également à la mairie, dans les 24 heures.

La *Société protectrice de l'Enfance* ne répond pas des gages promis aux nourrices par les parents.

FOLIO 1

RENSEIGNEMENTS ADMINISTRATIFS

CONCERNANT LA NOURRICE

Nom et prénoms
âge
domiciliée à rue n° (*)
canton de
arrondissement de
département d
Est-elle mariée ou fille ?
Date du dernier accouchement.
Y a-t-il un Médecin dans le lieu de sa résidence ?
ou dans son voisinage ?
Indiquer la distance.
Depuis quand habite-t-elle la commune?
Quelle est sa réputation?
S'accorde-t-elle avec son mari ?
Est-elle dans l'aisance ou dans la misère ?
Combien a-t-elle nourri d'enfants à elle ?
Et d'enfants étrangers ?
Combien de nourrissons a-t-elle perdu ?
A-t-elle une vache ou une chèvre ?
— un garde-feu ?
— un berceau ?
Nom et prénoms de son mari :
Profession :
Quelle est sa conduite :
Comme mari ?
Comme ouvrier ?

Certifié par le Maire de

Sceau de la Mairie.

Le 18 .

(*) Pour les villes, indiquer exactement la rue et le numéro.

FOLIO 2

RENSEIGNEMENTS MÉDICAUX

CONCERNANT LA NOURRICE DÉSIGNÉE CI-CONTRE

(*) ____

Tempérament.

Constitution.

A-t-elle été vaccinée avec succès ?

Est-elle actuellement en bonne santé et exempte d'affection syphilitique ou dartreuse ?

Ses enfants sont-ils bien portants ?

Son habitation est-elle dans de bonnes conditions hygiéniques ?

Paraît-elle avoir assez de lait ?

Certifié par le Médecin-Inspecteur de la Société,

à

le 18

(*) Rappeler ses nom et prénoms.

FOLIO 3

RENSEIGNEMENTS CONCERNANT LE NOURRISSON

(*) ____

Adresse des parents :

Date de sa naissance :

— de son arrivée chez la Nourrice :

— de son inscription à la Mairie du lieu de résidence de la Nourrice.

Certifié par le Maire de

le

État de l'enfant à son arrivée chez la Nourrice :

Date de la vaccination.

Résultat de la vaccination.

Indication des maladies de l'enfant chez sa Nourrice.

A-t-il reçu des soins médicaux, en temps utile ?

Age de l'enfant lorsqu'il a été rendu à ses parents.

Dans quel état a-t-il été rendu ?

En cas de décès, indiquer la cause et la date.

Certifié par le Médecin-Inspecteur,

le 18

(*) Indiquer les nom et prénoms.

FOLIO 4

MENTION DE L'INSCRIPTION DE L'ENFANT

SUR LES REGISTRES DE LA SOCIÉTÉ PROTECTRICE DE L'ENFANCE

(*) ____________________

Date de l'inscription :
Numéro matricule :
Gages convenus par mois : francs.

DÉTAIL DE LA LAYETTE CONFIÉE A LA NOURRICE.

Certifié par le chef du Secrétariat,

Paris, le 18

(*) Indiquer les nom et prénoms de l'enfant.

(Ce livret aura autant de pages numérotées qu'il en faut pour l'inscription de six nourrissons, par exemple, et constituera les états de services, faciles à consulter, de la nourrice à laquelle il appartiendra).

CONSEILS AUX NOURRICES

1 La santé de la nourrice a la plus grande influence sur la santé de son nourrisson. Il faut donc qu'elle évite tout ce qui pourrait amener chez elle un trouble quelconque dans ses fonctions.

2 Elle supprimera de son régime les aliments qu'elle ne digère pas avec facilité, et qui lui procurent de la diarrhée. Ses repas doivent être réguliers et assez fréquents pour satisfaire son appétit. Elle ne doit pas brusquement modifier ses habitudes, quand elle vient nourrir à la ville.

3 Les soins de propreté lui sont indispensables ; elle prendra un grand bain, au moins une fois par mois.

4 Il est bon que la nourrice se livre à quelques travaux, pour occuper ses loisirs, mais sans aller jusqu'à la fatigue.

5 S'il survient une nouvelle grossesse, elle cessera l'allaitement. En cas d'indisposition, elle donnera le sein moins souvent, et ne tardera pas à consulter un médecin.

HYGIÈNE DU NOURRISSON.

1 Un enfant bien portant ne doit teter que toutes les trois ou quatre heures dans le jour, pour avoir le temps de digérer, et deux fois dans la nuit, pour laisser à la nourrice un repos suffisant. Il est généralement facile de régler ainsi les heures de ses repas.

2 L'enfant ne doit jamais coucher avec sa nourrice.

3 Jusqu'à l'âge de cinq mois, le lait de la nourrice sera son seul aliment.

4 Après cet âge, si le lait de la nourrice est insuffisant, on pourra donner, concurremment, du lait de vache, de bonne qualité, coupé avec de l'*eau pure*, en quantité plus ou moins grande, et additionné d'un peu de sucre. On le fera légèrement chauffer au bain-marie, au moment même de le donner, et non à l'avance. Le vase dans lequel on aura donné à boire à l'enfant, devra être soigneusement lavé, chaque fois qu'on s'en sera servi. Ce vase devra toujours être en verre.

5 Les *suçons* qu'on a coutume de placer dans la bouche des enfants, pour apaiser leurs cris, constituent un moyen dangereux, auquel il convient de renoncer.

6 Le médecin, seul, peut déterminer l'époque à laquelle il peut être utile d'ajouter au lait des aliments plus substantiels, tels que de légers potages au tapioca, à la farine de riz, au pain, etc. Ces potages seront faits d'abord avec du lait, pur ou coupé ,et, plus tard, avec du bouillon de bœuf soigneusement dégraissé.

7 Vers sept ou huit mois on pourra donner à l'enfant des aliments plus solides, comme de la croûte de pain, sèche ou trempée dans du bouillon, et lui faire sucer un peu de viande. Aux repas on lui fera boire de l'eau rougie et légèrement sucrée.

8 Les sucreries et la pâtisserie seront absolument exclues du régime.

9 Il est dangereux de sevrer un enfant avant la sortie des seize premières dents. Pour peu qu'il tette encore, c'est une ressource précieuse en cas de maladie.

10 Les garde-robes d'un nourrisson doivent être d'une couleur jaune, demi-liquides et pas trop abondantes. Si elles deviennent vertes ou brunes, avec un mélange de grumeaux blancs, et si elles sont accompagnées de coliques, ce sont autant de signes de maladie qui doivent faire appeler le médecin. Il en sera de même si les selles sont trop rares, et si l'enfant donne des marques de souffrance.

11 Règle générale : Il ne faut jamais négliger les indispositions chez les enfants en bas âge, sous peine de les voir promptement s'aggraver. Il est de la plus haute importance de faire prévenir le médecin, en temps utile, et de ne donner aucun médicament, avant son arrivée. En attendant, la nourrice devra donner le sein moins souvent, et supprimer tous les autres aliments.

12 Tous les matins, avant de lui donner le sein, ou son premier repas, on fera la toilette de l'enfant avec de l'eau fraiche en été, et légèrement tiède en hiver, ce qui ne dispensera pas de le laver dans la journée chaque fois qu'il se sera sali. Après chaque lavage on essuyera avec un linge sec toutes les parties qui ont été mouillées et on saupoudrera les plis de l'aine, des fesses, du cou et des aisselles, avec de la poudre d'amidon, de vieux bois ou ce qu'on appelle de la *poudre à poudrer*.

13 On a tort de croire que la crasse qui s'accumule sur la tête, chez certains enfants, doive être respectée. On la fera disparaître graduellement avec une brosse de chiendent, après l'avoir, au préalable, humectée avec de l'huile d'olive et lavée avec de l'eau savonneuse tiède.

14 Enfin, on entretiendra la propreté à l'aide de bains *tièdes*, qu'on donnera, à moins de circonstances particulières, deux ou trois fois par semaine. Leur durée sera, selon l'âge de l'enfant, de cinq minutes à un quart d'heure.

15 L'enfant doit être vêtu chaudement, pendant les premières semaines. Mais peu à peu on mettra ses vêtements en rapport avec la saison. On lui conservera toute la liberté de ses mouvements, et on se gardera bien de l'emprisonner étroitement dans ses langes, comme on a l'habitude de le faire dans certains pays, sous prétexte de redresser ses membres.

16 La chambre à coucher de l'enfant doit être assez vaste. Il est utile qu'on puisse facilement en renouveler l'air; qu'on ne sente jamais de mauvaise odeur en y entrant ; qu'il n'y fasse pas froid en hiver, ni trop chaud en été, et que l'enfant soit suffisamment couvert, sans étouffer sous des lits de plumes ou des rideaux trop épais.

17 Les langes seront séchés ainsi que les pièces du couchage, chaque fois qu'ils auront été mouillés; ils seront soumis à la lessive, dès qu'ils seront imprégnés de la moindre odeur désagréable.

18 La bande et la compresse du nombril doivent rester appliquées pendant un mois ; mais il faut avoir soin de les changer chaque jour, ou plutôt toutes les fois qu'elles sont mouillées.

19 On ne saurait trop surveiller les épingles qui fixent le maillot et peuvent blesser l'enfant. Il vaut mieux employer à leur place des rubans.

20 On peut faire prendre l'air aux enfants, environ quinze jours après leur naissance, quand le temps est beau. On choisira les heures les plus favorables en rapport avec la saison.

SEVRAGE.

1 L'époque du sevrage ne peut être fixée d'une manière rigoureuse. La force et la santé de l'enfant, ainsi que l'état de sa dentition, doivent en décider. Cependant, on peut dire, d'une manière générale, qu'il n'est pas sans inconvénient de priver un nourrisson du sein, avant la fin de la première année.

2 On procède au sevrage en habituant l'enfant à prendre des aliments autres que le lait; en lui donnant le sein plus rarement, et en le lui refusant, d'abord, absolument, la nuit. On choisit, à cet effet, le printemps ou l'automne et, en tout cas, une période de calme qui suit, habituellement, la sortie de plusieurs dents. Il va de soi que l'enfant doit être bien portant au moment du sevrage, sans quoi il faudrait l'ajourner.

Paris. — Imp. Félix Malteste et Cie, rue des Deux-Portes-Saint-Sauveur, 22.

www.ingramcontent.com/pod-product-compliance
Ingram Content Group UK Ltd.
Pitfield, Milton Keynes, MK11 3LW, UK
UKHW020409250726
13967UKWH00006B/2553

9 782011 906625